家族性高胆固醇血症100问

主编 王绿娅 周玉杰

科学出版社

北京

内 容 简 介

本书针对高胆固醇血症,特别是遗传性高胆固醇患者常见的 100 个问题做了全面、详细的解答,内容涵盖家族性高胆醇的基本知识、心血管并发症、治疗及相关领域的最新临床知识。

本书适合基层医务人员、高胆固醇患者及家属参考使用。

图书在版编目(CIP)数据

家族性高胆固醇血症 100 问 / 王绿娅,周玉杰主编. —北京:科学出版社,2017.9
ISBN 978-7-03-054526-8

Ⅰ.①家⋯ Ⅱ.①王⋯ ②周⋯ Ⅲ.①胆固醇—基本知识—问题解答 Ⅳ.① R589.2-44

中国版本图书馆 CIP 数据核字(2017)第 227500 号

责任编辑:李 玫 / 责任校对:张小霞
责任印制:肖 兴 / 封面设计:吴朝洪

版权所有,违者必究,未经本社许可,数字图书馆不得使用

科学出版社出版
北京东黄城根北街 16 号
邮政编码:100717
http://www.sciencep.com

北京利丰雅高长城印刷有限公司印刷
科学出版社发行 各地新华书店经销
*

2017 年 9 月第 一 版 开本:787×960 1/32
2017 年 9 月第一次印刷 印张:3
字数:50 000

定价:**28.00 元**
(如有印装质量问题,我社负责调换)

作者简介

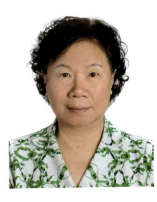

王绿娅 博士研究生导师,首都医科大学附属北京安贞医院主任医师,北京市心肺血管疾病研究所研究员。从事动脉粥样硬化基础与临床研究32年。中国医师学会检验分会动脉硬化检验专家委员会副主任委员,中国生物化学与分子生物学学会脂蛋白专业委员会常务委员、副秘书长,国际血管健康学会委员,国家自然科学基金重大项目书面评议专家,北京合众关爱心脏健康基金会理事长,《心肺血管病杂志》《现代生物医学进展》等杂志编委。主持国家自然科学基金、北京市自然科学基金等项目10余项,获教育部科技部等省部级成果奖8项。发表论文120余篇,其中SCI论文20篇。

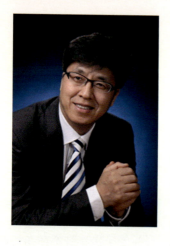

周玉杰 主任医师、教授、博士生导师。首都医科大学附属北京安贞医院副院长、北京市心肺血管疾病研究所常务副所长。国家心血管疾病临床研究中心、国家心血管疾病临床重点专科、国家老年病临床重点专科及冠心病精准治疗重点实验室学术负责人。中国医师协会介入心脏病会主任委员，中国老年保健协会心血管病委员会主任委员，中国医师协会内科医师分会副主任委员，中国老年学学会老年医学委员会副主任委员，中华医学会北京心血管学会副主任委员，中国老年病学会心脑血管病专业委员会副主任委员，《心肺血管病杂志》社长。

《家族性高胆固醇血症100问》编写人员

主编 王绿娅　周玉杰
编者 （以姓氏笔画为序）
　　　　于　薇　王　蒨　王绿娅
　　　　匡泽民　杨　娅　杨士伟
　　　　张晓丽　陈允钦　周玉杰
　　　　秦彦文　袁　慧　蔡高军

序
PREFACE

近年来,我国动脉粥样硬化性心血管病患者数量激增,在众多的危险因素中胆固醇水平增高属重中之重。然而在我们逐步关注人群胆固醇水平的同时却忽视了这样一类特殊人群,他们是一出生就有胆固醇增高,因而过早发生冠心病的家族性高胆固醇血症患者。

目前无论研究机构还是临床医生对家族性高胆固醇血症的关注度均很低,绝大部分医务人员缺乏诊治经验;多数患者对自己的疾病更是缺乏了解,也不知如何正确治疗。而部分动脉粥样硬化性心血管病患者中可能就属于家族性高胆固醇血症这一类特殊人群,需要更为积极的降脂治疗,预防早发和再次发生心血管事件。

根据2016年欧洲血脂异常管理指南及最新《中国成人血脂异常防治指南》,纯合子家族性高胆固醇血症患病率为1/(16万~30万),杂合子家族性高胆固醇血症患病率约为1/200。若按照这个比例计算,我国家族性高胆固醇血症患病人数可达千万以上。

我与王绿娅教授、周玉杰教授相识多年，经常在一些心血管与脂代谢学术会议上碰面交流，也听过他们的讲座。他们为我国家族性高胆固醇血症家族资料收集整理、研究进行了富有成效的工作，我为他们对这些患者的热情服务表示敬佩，也被他们的奋斗精神所感动，因而为这本书欣然作序。这本书结合了家族性高胆固醇血症的临床经验和近年最新研究编写而成，看完后我给的批注是"因为有你，爱不罕见"。

最后，我希望大家能够认真阅读本书，增加对家族性高胆固醇血症疾病的了解，相信在政府支持下，在医学专家、爱心企业、全社会的关爱以及我们共同的努力下，能够使患者和他们的家庭远离因不幸疾病带来的痛苦。同时，希望广大的冠状动脉粥样硬化性心脏病患者通过阅读此书，了解胆固醇水平增高的危害，积极主动接受适宜的降脂治疗。

2017 年 7 月

前 言
FOREWORD

  动脉粥样硬化性心血管疾病包括冠心病、动脉粥样硬化性卒中和外周血管疾病,严重危害人类健康,其病理基础是动脉粥样硬化,而高胆固醇血症是导致动脉粥样硬化最重要的危险因素。在我国,人群高胆固醇血症患病率逐年升高,一旦发生动脉粥样硬化性心血管疾病,不仅给家庭和个人带来沉重的负担,同时还消耗了社会的医疗资源。积极控制体内胆固醇水平,可减缓心血管疾病发生。

  家族性高胆固醇血症是胆固醇水平升高导致动脉粥样硬化性心血管疾病的典型。纯合子患者虽然罕见,但是体表特征突出,其血浆总胆固醇(TC)水平较正常人高 6～8 倍,较早发生的动脉粥样硬化,多在 10 岁时就出现冠心病的临床症状和体征,如得不到有效的治疗很难活到 30 岁。杂合子患者发病率较高,动脉粥样硬化进程十分迅速,患冠心病的风险是正常人的 100 倍。55 岁以前发生冠状动脉硬化的患者中 5%～10% 是家族性高胆固醇血症患者,在心肌梗死患者中家族性高胆固醇血症患者可达 10% ~ 20%。

在《中国成人血脂异常防治指南》(2016 年修订版)发布之际,我们以指南为蓝本,针对典型的高胆固醇血症撰写本书,着重介绍家族性高胆固醇血症的基本知识,心血管并发症及治疗(包括饮食控制、运动、药物治疗等),就医指导以及近年来治疗领域的新进展,不仅为家族性高胆固醇血症患者日常生活、学习和工作中可能遇到的一些现实问题提供指导,也为众多的普通高胆固醇血症患者提供有价值的参考。

我国著名心血管病专家胡大一教授为本书作序,特表感谢!

北京安贞医院

北京市心肺血管疾病研究所

2017 年 7 月

目 录
CONTENTS

- *01* 什么是高胆固醇血症 / 1
- *02* 胆固醇水平升高的原因是什么 / 1
- *03* 胆固醇水平升高的危害有哪些 / 2
- *04* 什么是动脉粥样硬化 / 3
- *05* 动脉粥样硬化的好发部位在哪里 / 4
- *06* 什么是早发冠心病 / 5
- *07* 什么是家族性高胆固醇血症 / 6
- *08* 家族性高胆固醇血症的临床特点是什么 / 6
- *09* 家族性高胆固醇血症与普通高胆固醇血症有何区别 / 8
- *10* 家族性高胆固醇血症的遗传特点是什么 / 10
- *11* 家族性高胆固醇血症的发病率如何 / 11
- *12* 家族性高胆固醇血症一般多大年龄发病 / 12
- *13* 家族性高胆固醇血症患者胆固醇水平如何 / 12
- *14* 引起家族性高胆固醇血症患者胆固醇升高的原因是什么 / 13
- *15* 什么是黄色瘤 / 13

16 黄色瘤主要出现在哪些部位 / 14
17 早期黄色瘤何时出现 / 14
18 为什么会发生黄色瘤 / 15
19 什么是角膜弓 / 15
20 家族性高胆固醇血症患者动脉粥样硬化好发部位是哪里 / 16
21 家族性高胆固醇血症患者超声检查有何特点 / 16
22 常见超声心动图异常形成的原因是什么 / 18
23 冠状动脉心肌缺血的心电图特点是什么 / 20
24 如何对家族性高胆固醇血症进行分型 / 21
25 什么是纯合子家族性高胆固醇血症 / 22
26 什么是杂合子家族性高胆固醇血症 / 23
27 纯合子家族性高胆固醇血症的临床表现是什么 / 24
28 杂合子家族性高胆固醇血症的临床表现是什么 / 25
29 家族性高胆固醇血症国际诊断标准有哪些 / 26
30 家族性高胆固醇血症国内诊断标准有哪些 / 30
31 哪一种诊断标准更适合我国家族性高胆固醇血症患者 / 30
32 常见致病基因有哪些 / 31
33 出现什么现象需怀疑家族性高胆固醇血症 / 32
34 患者应到哪些科室就诊 / 32

35 应该化验哪些项目 / 32

36 应该进行哪些仪器检查 / 33

37 有必要进行核素心肌灌注显像检查吗 / 34

38 容易与家族性高胆固醇血症混淆的疾病有哪些 / 35

39 什么是植物固醇血症 / 36

40 植物固醇血症临床表现有哪些 / 37

41 植物固醇血症需要做哪些特殊检查 / 37

42 什么是脂质肉芽肿 / 38

43 脂质肉芽肿的临床表现有哪些 / 40

44 脂质肉芽肿需要做哪些检查 / 41

45 脂质肉芽肿应到哪个科室就诊 / 41

46 脂质肉芽肿如何治疗 / 42

47 什么是皮下脂肪瘤 / 42

48 皮下脂肪瘤有何临床表现 / 43

49 皮下脂肪瘤应该做哪些检查 / 45

50 皮下脂肪瘤应到哪个科室就诊 / 45

51 皮肤黄色瘤是否需要切除 / 46

52 黄色瘤患者可到哪些科室手术 / 46

53 黄色瘤是否会侵犯关节、脑等其他特殊部位 / 47

54 家族性高胆固醇血症的治疗目标是什么 / 48

55 降脂达标要求是什么 / 48

56 目前有哪些降脂方法 / 49

57 降脂药物如何选择服药时间 / 49

58 降脂药物是否需要终身服用 / 50

59 如何选择他汀类降脂药物 / 50

60 他汀类降脂药物的降脂机制是什么 / 52

61 依折麦布降脂药物作用机制是什么 / 52

62 什么情况下考虑联合应用其他降脂药物 / 53

63 什么是 PCSK 9 拮抗剂 / 54

64 PCSK 9 拮抗剂的作用机制是什么 / 54

65 各类降脂药物的常规用量是什么 / 55

66 各型家族性高胆固醇血症患者的治疗原则是否不同 / 57

67 降脂药物治疗是否会影响孩子的生长发育 / 57

68 降脂药物常见不良反应有哪些 / 58

69 如何避免降脂药物的不良反应 / 59

70 如何看待肝脏移植手术 / 59

71 什么是血脂净化治疗 / 60

72 血脂净化治疗都有哪些方法 / 61

73 是否具有患心血管疾病的风险 / 62

74 家族性高胆固醇血症多大时会有心血管疾病的表现 / 62

75 如何延缓动脉粥样硬化的发生发展 / 63

76 罹患冠心病后是否该选择介入（搭桥）治疗 / 65

77 杂合子家族性高胆固醇血症患者预期寿命如何 / 66

78 纯合子家族性高胆固醇血症患者预期寿命如何 / 66

79 积极治疗是否可以延长寿命 / 67

80 纯合子患者下一代患病的概率如何 / 67

81 杂合子患者下一代患病的概率如何 / 68

82 后代是否能正常生长发育 / 69

83 如何生出健康的孩子 / 69

84 什么是羊膜穿刺术 / 69

85 什么是绒毛吸取术 / 70

86 什么是脐带穿刺术 / 71

87 妊娠期进行产前基因诊断的最佳时期是什么 / 72

88 饮食治疗的原则是什么 / 73

89 患者应如何正确饮食 / 73

90 是否需要控制肉类、鸡蛋等的摄入 / 74

91 如何平衡控制饮食与儿童所需营养之间的关系 / 75

92 目前国际上是否有病友组织 / 76

93 目前国内有哪些医患交流平台 / 76

94 患者直系亲属是否需要定期复查 / 77

95 是否需要定期复查 / 77

96 复查需检查什么项目 / 78

97 是否可以正常工作 / 78

98 是否可做剧烈运动（如跑步、打球等）/ 78

99 如何调整健康的生活作息 / 79

100 如何保持积极乐观的心态 / 79

参考文献 / 80

01 什么是高胆固醇血症

高胆固醇血症是指血清中胆固醇水平过高，血清总胆固醇（TC）≥ 5.18mmol/L；低密度脂蛋白胆固醇（LDL-c）≥ 3.37mmol/L。该病是致动脉粥样硬化和冠心病（CDA）最重要的独立危险因子；LDL-c 是动脉粥样硬化性心血管疾病重要的危险因素，LDL-c 水平越高，发生动脉粥样硬化性心血管疾病的概率就越大，降低 LDL-c 水平，可显著减少动脉粥样硬化性心血管疾病的发病及死亡危险。

02 胆固醇水平升高的原因是什么

胆固醇分为高密度脂蛋白胆固醇和低密度脂蛋白胆固醇两种，前者对心血管有保护作用，以往将其称为"好胆固醇"，后者偏高，冠心

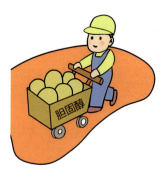

病的危险性显著增加,通常称之为"坏胆固醇"。

胆固醇摄入过多或排出障碍,都会引起高胆固醇血症,进而形成冠状动脉粥样硬化性心脏病等所谓的"富贵病"。可能原因包括:

(1)饮食不当:吃多了含胆固醇比较高的食物。

(2)遗传因素,介导胆固醇转运的相应脂代谢基因异常(如LDLR等),胆固醇排除障碍。

03 胆固醇水平升高的危害有哪些

高胆固醇血症的检出率非常高,但绝大多数患者并无明显不适,因此往往听之任之。然而,其作为动脉粥样硬化性心血管疾病的独立危险因素，常因侵犯重要器官而引起严重的后果，如冠心病、糖尿病、脑卒中、顽固性高血压及肾病综合征、胰腺炎、结石症、脂肪肝等均由此引起。动脉粥样硬化的发生发展与胆固醇升高有着密切的关系，我们可将胆固醇比喻成"隐形杀手"。

04 什么是动脉粥样硬化

动脉粥样硬化是冠心病、脑梗死、外周血管病的主要原因。脂质代谢障碍为动脉粥样硬化的病变基础，其特点是受累动脉病变，从内膜开始，一般先有脂质和复合糖类积聚、出血及血栓形成，进而纤维组织增生及钙质沉着，并有动脉中层的逐渐蜕变和钙化，导致动脉壁增厚变硬、血管腔狭窄。病变常累及大中肌性动脉，一旦发展到足以阻塞动脉腔时，则该动脉所供应的组织或器官将缺血或坏死。由于在动脉内膜积聚的脂质外观呈黄色粥样，因此称为动脉粥样硬化。

05 动脉粥样硬化的好发部位在哪里

动脉粥样硬化好发部位主要在大动脉分叉与转折处,颈动脉和无名动脉起始处,颈内动脉起始部和虹吸部,大脑中动脉主干分叉部,基底动脉起始部,椎动脉在锁骨下动脉起始部及入颅处等。约2/3的西方人动脉粥样硬化斑块位于颈内动脉颅外段,其中57%在颈动脉分叉处,30%在椎动脉起点,13%位于其他大动脉;颈内动脉分叉处、颈动脉的近端及椎动脉近端2～3mm病变最明显。肉眼可见的粥样硬化病变在20～30岁前很少见,30岁后迅速增加,50岁时在颈动脉及脑底主要动脉通常都有发生,50岁后出现向较小血管扩展的趋势。

06 什么是早发冠心病

冠心病是威胁人类健康最常见的疾病,流行病学统计,全国至少有186万冠心病患者,且发病年龄日益年轻化。早发冠心病是指发病年龄男性≤55岁,女性≤65岁,是冠心病的一种特殊形式,其往往具有较强的遗传背景和脂质代谢紊乱等易感基础。其发病人数约占冠心病的1/4,与普通人群相比其家族成员患病率更高,且冠状动脉病变及临床表现更为严重(图1)。

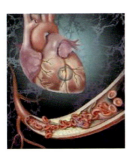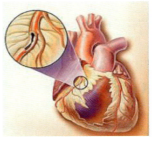

图1 冠状动脉狭窄

07 什么是家族性高胆固醇血症

家族性高胆固醇血症是一种罕见的常染色体显性遗传疾病,是最严重的脂质代谢疾病,可导致各种危及生命的心血管疾病并发症出现,是冠状动脉疾病的重要危险因素,有家族遗传性。

08 家族性高胆固醇血症的临床特点是什么

家族性高胆固醇血症临床特点为血浆LDL-c水平显著升高、皮肤肌腱黄色瘤、角膜弓和早发冠心病(图2)。

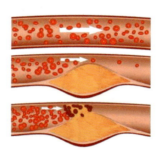

图2 血脂沉积,血管狭窄

（1）胆固醇水平异常升高：杂合子血浆胆固醇浓度通常是正常人的2～3倍，血清TC为6.5～9.1mmol/L，LDL-c常>6.1mmol/L，纯合子较正常人高6～8倍，>18mmol/L。

（2）黄色瘤：特有表现，LDL-c水平增高促使胆固醇在身体其他组织沉积，形成肌腱黄色瘤，以足跟和手部肌腱多见，偶尔出现反复性多关节炎和腱鞘炎，主要累及踝关节、膝关节、腕关节和近端指间关节，眼睑处也可形成扁平状黄色瘤，但并非所有家族性高胆固醇血症患者都会出现（图3）。

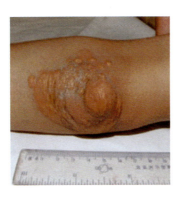

图3 黄色瘤

（3）角膜弓：胆固醇浸润角膜形成角膜弓，纯合子患者10岁前即可出现，杂合子患者在30岁左右出现。

（4）早发冠心病：常发生主动脉严重的动脉粥样硬化，心瓣膜和心内膜表面形成黄色瘤斑块，最终引起心血管疾病。临床表现主要取决于基因型，其基因型与表型的关系比较复杂，即使带有相同突变，甚至属于同一家族的个体其临床表现差异也较大。

09 家族性高胆固醇血症与普通高胆固醇血症有何区别

家族性高胆固醇血症是显性遗传疾病，由于细胞膜表面的低密度脂蛋白受体（LDR）缺乏或功能异常，引起体内LDL代谢障碍，造成血中总胆固醇（TC）水平升高，与普通高胆固醇血症的区别在于，家族性高胆固醇血症受遗传因素影响大，胆固醇水平升高程度大：患动脉粥样硬化、心肌缺血、心肌重构、心肌梗死及心源性猝死的心血管疾病风险大（表1）。

表1 家族性高胆固醇血症与普通高胆固醇血症的区别

	家族性高胆固醇血症	普通高胆固醇血症
发病原因	遗传因素，LDLR基因突变	多种环境和遗传因素相互作用
发病年龄	出生即有，随年龄加重	成年以后
遗传性质	显性遗传，家族成员受累	不一定
冠心病发生	较早	较晚
动脉粥样硬化临床表现	颈动脉内膜中层增厚、冠状动脉钙化	不一定
药物治疗	药物强化降脂结合控制饮食 抗氧化治疗 抑制胆固醇吸收	控制药物剂量
干预	单纯生活方式干预无效	锻炼、减肥和控制饮食
遗传咨询	避免与家族性高胆固醇血症患者婚配，产前诊断	大众健康教育

10　家族性高胆固醇血症的遗传特点是什么

家族性高胆固醇血症是常染色体显性遗传，常见致病基因有三种：LDLR、载脂蛋白B(ApoB)和PCSK 9，其中LDLR基因突变可占70%。迄今为止LDLR基因突变数据库(http://www.ucl.ac.uk/fh)已收录了世界范围内从家族性高胆固醇血症患者检测出的1700多种突变，其中2/3为点突变或小片段缺失和插入突变，1/3突变为DNA大片段重排。

大多数家族性高胆固醇血症人群LDLR基因突变存在广泛变异，种族之间的突变类型各不相同，与遗传变异及近亲结婚均有关。父母任何一方得病均可遗传给后代，杂合子患者的父母至少一个是该病患者，而纯合子患者的双亲必定都是该病患者。

11 家族性高胆固醇血症的发病率如何

杂合子家族性高胆固醇血症患病率约为1/200,纯合子家族性高胆固醇血症极其罕见,患病率仅为1/(16万~30万)。纯合子家族性高胆固醇血症患者由于从其父母各遗传获得一个异常的LDLR基因,患者体内几乎无功能性的LDLR,因而造成患者血浆TC水平较正常人高出6~8倍,常较早发生动脉粥样硬化。杂合子家族性高胆固醇血症患者由于仅携带一条突变的LDLR等位基因,仅50%的LDLR异常,血浆胆固醇水平仅为纯合子患者的1/2。粗略计算美国人中大约有50万患者,世界大约有1000万患者。家族性高胆固醇血症家族一级亲属中半数以上有显性遗传特征,二级亲属中有25%受累。

12 家族性高胆固醇血症一般多大年龄发病

家族性高胆固醇血症患者血脂升高往往从出生即伴随发生,特征性临床表现也伴随血脂水平升高发生。值得注意的是,纯合子患者多于10岁左右发生动脉粥样硬化性心血管疾病,如得不到有效的治疗,很难活到30岁;杂合子患者男性常于30～40岁罹患动脉粥样硬化性心血管疾病,女性发病年龄约比男性晚10年,杂合子患者50%以上的死亡与ASCVD有关,55岁以前发生的动脉粥样硬化性心血管疾病5%～10%由家族性高胆固醇血症引起。

13 家族性高胆固醇血症患者胆固醇水平如何

健康人的LDL-c < 4.1mmol/L,而家族性高胆固醇血症患者由于脂质代谢紊乱,血脂检测均可出现明显异常,尤其LDL-c水平显著升高,杂合子患者LDL-c水平≥6.1mmol/L,血清TC水

平为 6.5～9.1mmol/L；纯合子患者血脂水平更为惊人，可超过普通人群十几倍，一般在 18mmol/L 以上。因此，家族性高胆固醇血症患者的动脉粥样硬化性心血管疾病风险远高于健康人。

14 引起家族性高胆固醇血症患者胆固醇升高的原因是什么

由于肝表面特异性的 LDLR 基因突变，LDLR 功能缺陷或异常，LDLR 数目减少或缺乏，导致肝对血液循环中 LDL-c 的清除能力下降，引起胆固醇生成增加、分解减慢等代谢紊乱，使得患者体内胆固醇大量堆积，最终导致血液循环中 LDL-c 水平升高。

15 什么是黄色瘤

皮肤黄色瘤是肿瘤样的改变，而不是真

正的肿瘤。黄色瘤是真皮、皮下组织和肌腱中的含脂质的细胞聚集而造成的橘黄色皮肤改变。许多黄色瘤患者伴有高脂蛋白血症，它是高脂蛋白血症在皮肤的特异性表现，具有诊断价值。

16 黄色瘤主要出现在哪些部位

黄色瘤可以发生在全身各个部位。其中以眼睑、肌腱、肘膝部关节、腋下、腹股沟等间擦处、臀部、手掌纹路等处较为多见。

17 早期黄色瘤何时出现

家族性高胆固醇血症患者往往儿童期即可出现黄色瘤，与先天性的脂代谢紊乱有关。除家族性高胆固醇血症外，高三酰甘油血症、异常 β 脂蛋白血症和肝脏胆汁淤积等疾病也可出现黄色瘤。

18 为什么会发生黄色瘤

黄色瘤可发生于原发性（继发性）脂代谢异常性疾病，但具体形成原因尚不明确。有学者认为黄色瘤的形成可能由于循环血浆蛋白从真皮毛细血管渗入后被巨噬细胞吞噬，形成黄色瘤细胞堆积而成。

19 什么是角膜弓

角膜弓又称老年环，是指由于脂质沉积而在角膜周缘形成的不透明白色环。当我们看到一个人眼睛里面有一对"弯弯的月亮"的时候，我们应该意识到，它不是上帝赐予的美丽装饰，而是心脏发出的"呼救信号"。

20 家族性高胆固醇血症患者动脉粥样硬化好发部位是哪里

动脉粥样硬化的部位及病变进展因基因突变的位点不同而有所不同,家族性高胆固醇血症患者青少年时期即可发生动脉粥样硬化,以冠状动脉粥样硬化为主,其次还包括颈动脉、腹主动脉、肾动脉、锁骨下动脉等全身各部位动脉。

21 家族性高胆固醇血症患者超声检查有何特点

(1)血管超声:家族性高胆固醇血症患者与健康人相比,颈总动脉和股动脉内中膜厚度显著增加,随股动脉内中膜厚度的增加,外周动脉斑块出现数量和部位也会增多,与之相关的冠状动脉粥样硬化性心脏病出现的概率也相应增加。家族性高胆固醇血症患者早期颈动脉可出现粥样硬化病变,随着患者年龄增长,其动脉病变逐渐加重,动脉内中膜逐渐增厚、斑块数量和大小也逐渐增加,范围不断扩大。研究表明,家族性高胆固醇血症比其他高脂血症患者动脉粥样硬化程度更高(图4)。

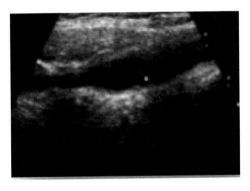

图4 血管超声表现

(2)心脏超声:纯合子家族性高胆固醇血症患者可观察到主动脉根部和升主动脉管壁厚度及狭窄程度。典型病例可出现冠状动脉开口处动脉粥样硬化斑块,可见心脏瓣膜钙化、狭窄、关闭不全。冠状动脉血流多普勒可检测冠状动脉的血流储备功能。纯合子家族性高胆固醇血症患者早期表现舒张功能异常,随着病情的加重收缩功能逐渐减低,心脏扩大。心肌缺血时出现节段性室壁运动异常。杂合子患者超声特点与纯合子患者相似,只是发生改变较晚(图5)。

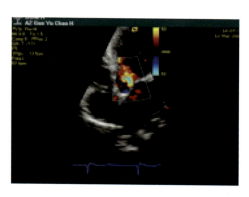

图5　心脏超声检查

22　常见超声心动图异常形成的原因是什么

(1)瓣膜反流:其中二尖瓣反流最常见

(46.34%),其次为主动脉瓣反流 (31.71%),并有主动脉瓣狭窄 (7.32%)。

瓣膜反流和狭窄:因大量泡沫细胞堆积和胆固醇沉积在瓣膜导致家族性高胆固醇血症患者瓣膜关闭不全和狭窄,表现为瓣膜和瓣环增厚、回声增强,开放和闭合欠佳等(图6)。

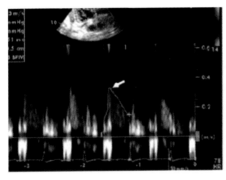

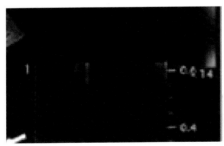

图6 瓣膜反流

（2）节段性室壁运动异常：冠状动脉狭窄导致节段性室壁运动异常。

（3）心功能改变：瓣膜和冠状动脉病变可使心脏扩大，主动脉瓣和主动脉狭窄时左心室室壁可增厚。早期家族性高胆固醇血症患者主要表现为舒张功能异常，随着病情的加重收缩功能逐渐减低。

（4）冠状动脉血流储备（CFVR）减低：冠状动脉狭窄引起心肌缺血，导致静息和负荷状态下冠状动脉前降支远端的平均血流速度比值下降，即冠状动脉血流储备减低。

23 冠状动脉心肌缺血的心电图特点是什么

如果冠状动脉（营养心脏的血管）缺血，可有心肌缺血表现：T波的低平或倒置。但如果出现ST-T的改变（如抬高、降低超过0.05mV），需排除心肌梗死的可能，建议尽早到医院进行排查（图7）。

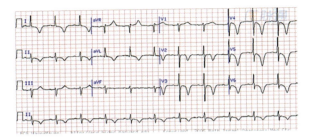

图 7 冠状动脉缺血心电图

24 如何对家族性高胆固醇血症进行分型

根据 LDLR 等位基因缺陷的严重程度进行基因分型,临床上将家族性高胆固醇血症分为纯合子型与杂合子型。

2016 年 5 月,国际动脉粥样硬化协会提出"重症家族性高胆固醇血症"的概念,对于家族性高胆固醇血症患者存在动脉粥样硬化性血管病临床表现,或存在晚期亚临床动脉粥样硬化或治疗前 LDL-c 大于 8mmol/L,无论有无合并其他风险,无论其基因诊断为纯合子或杂合子,均应视为动脉粥样硬化性血管病高风险的重症家族性高胆固醇血症,都应接受最积极的治疗。

25 什么是纯合子家族性高胆固醇血症

纯合子家族性高胆固醇血症是指从其父母各遗传获得一个异常的 LDLR 基因,患者体内几乎没有功能性的 LDLR,往往症状较重(图 8)。

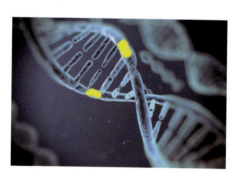

图 8 纯合子 DNA 结构

26 什么是杂合子家族性高胆固醇血症

杂合子家族性高胆固醇血症是指仅携带一个突变的LDLR等位基因,也就是说仅50%的LDLR发生异常,症状与纯合子患者相比较轻(图9)。

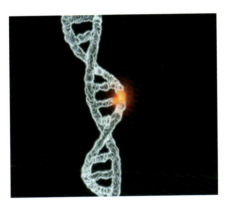

图9 杂合子DNA结构

27 纯合子家族性高胆固醇血症的临床表现是什么

（1）纯合子家族性高胆固醇血症：由于从其父母各遗传获得一个异常的LDLR基因，患者体内几乎无功能性的LDLR，因而造成患者血浆总胆固醇(TC)水平高出正常人6～8倍，可达到18mmol/L以上。

（2）患者常较早发生动脉粥样硬化：多在10岁左右就出现冠心病的临床症状和体征，这些人病情相当于77～80岁的老年人，如不能早期有效治疗，很难活到30岁。

（3）患者儿童期出现皮肤肌腱黄色瘤和角膜弓，主要位于足跟、肘、膝、手背、肌腱，足跖部、眼睑内眦部等处。

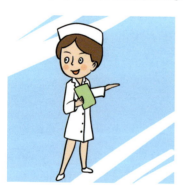

（4）另一个特征性表现是降

主动脉易发生广泛动脉粥样硬化，发生主动脉瓣狭窄，也可累及肾动脉。

28 杂合子家族性高胆固醇血症的临床表现是什么

（1）杂合子家族性高胆固醇血症血浆胆固醇水平约为纯合患者的50%，较正常人高出3～4倍，血清TC水平为6.5～9.1mmol/L，一般LDL-c＞6.1mmol/L。

（2）个别患者在30～60岁时出现黄色瘤（图10）。

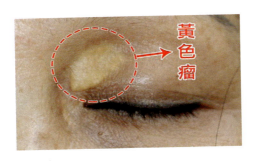

图10 黄色瘤

（3）虽然杂合子家族性高胆固醇血症的心血管疾病风险不及纯合子，但仍相当严重，男性患者通常在 40～50 岁出现冠心病症状，女性约比男性晚 10 年发生。

29 家族性高胆固醇血症国际诊断标准有哪些

目前国际上主要采用 3 种诊断标准，主要根据家族史，血浆 TC 和 LDL-c 水平，存在肌腱黄色瘤和早发冠心病。

（1）荷兰脂质临床网（DLCN）：1999 年制定的临床诊断家族性高胆固醇血症标准（表 2）。

表2 荷兰脂质临床网评分标准

(Dutch Lipid Clinic Network)

		评分
家族史		
A	一级亲属有早发冠心病史(男性<55岁,女性<60岁)	1
B	一级亲属LDL-c >第95百分位数	1
A	一级亲属有肌腱黄色瘤和(或)角膜环	2
B	小于18岁的儿童LDL-c >第95百分位数	2
病史		
A	有早发冠心病史(男性<55岁,女性<60岁)	2
B	有早发中心或外周血管病史(男性<55岁,女性<60岁)	1
体格检查		
A	肌腱黄色瘤	6
B	角膜环(<45岁)	4
实验室检查		
A	LDL-c >8.5mmol/L >330mg/dl	8
B	LDL-c 6.5~8.4mmol/L 250~329mg/dl	5
C	LDL-c 5.0~6.4mmol/L 190~249mg/dl	3
D	LDL-c 4.0~4.9mmol/L 155~198 mg/dl	1
DNA分析		
A	LDLR基因突变的存在	8

注:按照上述各项评分指标,得分>8分者为确诊的家族性高胆固醇血症患者,6~8分为可能的家族性高胆固醇血症患者,3~5分为可疑的家族性高胆固醇血症患者,<3分者不考虑为家族性高胆固醇血症

（2）英国西蒙患者注册标准：成人血清＞7.5mmol 或 LDL-c＞4.9mmol/L，16 岁以下儿童 TC＞6.7mmol/L 或 LDL-c＞4.0mmol/L，加上高胆固醇血症或心肌梗死家族病史，或加上跟腱黄色瘤。

（3）美国早期诊断早期预防组织（MEDPED）的诊断标准（表3）。

表3　美国早期诊断早期预防组织（MEDPED）的诊断标准（mg/dl）

年龄（岁）	家族性高胆固醇血症亲属关系度 TC（LDL-c）				100%可能性
	一级亲属	二级亲属	三级亲属	一般人群	
<20	220(155)	230(165)	240(170)	270(200)	240
20～29	240(170)	250(180)	260(185)	290(220)	260
30～39	270(190)	280(200)	290(210)	340(240)	280
≥40	290(205)	300(215)	310(225)	360(260)	300

（4）IAS 专家共识最新提出，将家族性高胆固醇血症根据"重症家族性高胆固醇血症诊断标准"分为重症和轻症（表4）。表中家族

性高胆固醇血症用 FH 表示，动脉粥样硬化性心血管病用 ASCVD 表示。

表 4　专家组提出的重症 FH 诊断标准及降 LDL-c 目标

重症 FH 分类	诊断细则	LDL-c 治疗目标
尚未表现出晚期亚临床动脉粥样硬化或 ASCVD 的 FH 患者	（1）LDL-c > 10mmol/L （2）LDL-c > 8mmol/L 合并一个高风险因素* （3）LDL-c > 5 mmol/L 合并两个高风险因素*	现实目标：LDL-c 降幅 ≥ 50% 理想目标 LDL-c < 2.5mmol/L
存在晚期亚临床动脉粥样硬化的 FH 患者	冠状动脉钙化积分 > 100 Agatston 积分或大于同年龄同性别第 75 百分位数，CT 造影 > 50% 或一根以上血管有非阻塞性斑块	现实目标：LDL-c 降幅 ≥ 50% 理想目标 LDL-c < 1.8mmol/L
存在 ASCVD 的临床表现的 FH 患者	既往心肌梗死、心绞痛、冠状动脉血运重建、非栓塞缺血性脑卒中，或短暂性脑缺血发作和间歇性跛行	现实目标：LDL-c 降幅 ≥ 50% 理想目标 LDL-c < 1.8mmol/L

*家族性高胆固醇血症患者动脉粥样硬化性血管病的高风险因素：40 岁以上未接受治疗，吸烟，男性，Lp（a）> 75nmol/L (50 mg/dl)，HDL-c <1 mmol/L (40 mg/dl)，高血压，糖尿病，一级亲属中早发冠心病（男性 < 55 岁，女性 < 60 岁），BMI > 30kg/m²，慢性肾病［肾小球滤过率 < 60 ml/(min·1.73 m²)］。钙积分采用多民族动脉粥样硬化研究标准（Multi-Ethnic Study of Atherosclerosis）计算

30 家族性高胆固醇血症国内诊断标准有哪些

我国主要根据陈在嘉主编《临床冠心病学》（人民军医出版社，1998）提出的临床诊断标准。

（1）成人血总胆固醇＞7.8 mmol/L。

（2）16岁以下儿童胆固醇＞6.7 mmol/L或成人LDL-c＞4.9 mmol/L。患者或亲属有肌腱黄色瘤者诊断为家族性高胆固醇血症，其中血总胆固醇＞16 mmol/L，患者有腱黄色瘤者诊断为纯合子家族性高胆固醇血症，未达纯合子标准者诊断为杂合子家族性高胆固醇血症。

31 哪一种诊断标准更适合我国家族性高胆固醇血症患者

目前国际上推荐使用荷兰评分标准（DLCN），但中国家族性高胆固醇血症患者与国外相比平均 LDL-c 水平较低，而荷兰诊断评分标准中的 LDL-c 值过高，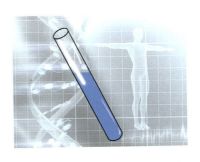因此可能存在部分偏差；新近发现，我国改良的荷兰评分标准可能更适宜中国家族性高胆固醇血症患者，但尚需大样本人群进行验证。早期明确诊断，早期进行降脂治疗，有利于推迟患者动脉粥样硬化和冠心病的发生发展，延长患者寿命。

32 常见致病基因有哪些

常见的致病基因突变包括三种：低密度脂蛋白受体（LDLR）、载脂蛋白 B-100（ApoB-100）、前蛋白转化酶枯草杆菌转化酶 -9（PCSK9）基因，其中以 LDLR 突变最为常见。

33 出现什么现象需怀疑家族性高胆固醇血症

如果在婴幼儿时期发现臀部、手腕或足等皮肤褶皱处出现浅黄色线，化验血脂发现胆固醇升高等现象时应及时到医院就诊，儿童期若出现黄色瘤、角膜弓、血脂升高或早发冠心病应高度怀疑家族性高胆固醇血症，须到医院就诊。

34 患者应到哪些科室就诊

患者可到当地三级甲等医院的心内科、皮肤科、眼科或遗传门诊等科室就诊。

35 应该化验哪些项目

怀疑家族性高胆固醇血症患者除进行最基本的血尿常规、肝肾功能检查外，最重要的莫过于血脂项目检测。包括：总胆固醇、低密度脂蛋

白胆固醇、三酰甘油、高密度脂蛋白胆固醇、ApoA1、

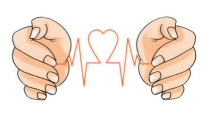

ApoB、Lp（a），对于接受降脂药物治疗的患者，还应定期进行肝肾功能、肌酸激酶的检测。

36 应该进行哪些仪器检查

（1）心脏血管超声检查：颈动脉椎动脉、锁骨下动脉、双肾动脉、双下肢动脉，心脏结构及功能。

（2）腹部超声检查：肝、胆、胰、脾、肾、肾上腺超声全面检查。

（3）心电图检查：有无心律失常、心肌缺血样改变。

（4）对于已出现胸前不适的患者或者延迟治疗的年龄较大（≥40岁）的患者，以及

LDL-c ≥ 8mmol/L 的青少年，除以上常规项目检查外还应行冠状动脉 CTA 及心肌核素显像等进一步检查，如以上两项检查问题比较严重，可在医师指导下行冠状动脉造影检查。

37 有必要进行核素心肌灌注显像检查吗

核素心肌灌注显像的原理是通过静脉引入可以被正常心肌细胞特异性摄取的显像剂，随冠状动脉血流到达心肌局部，被正常心肌细胞摄取，通过特殊的显像设备使心肌细胞显影。因家族性高胆固醇血症患者有极高的心血管疾病风险，且极易在儿童期出现心肌缺血等临床症状和体征，核素心肌灌注显像是目前唯一可反映冠状动脉对心肌的血流灌注量和心肌细胞活性的辅助检查手段（图 11）。

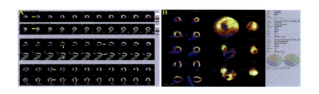

图 11 核素心肌灌注显像

38 容易与家族性高胆固醇血症混淆的疾病有哪些

最容易与家族性高胆固醇血症混淆的疾病主要有：植物固醇血症、原发性高脂蛋白血症（primary familial hyperlipoproteinemias）表现为由遗传性脂蛋白代谢障碍引起的综合征。脂蛋白酶缺乏症（hyperlopoproteinemia type Ⅰ）又名高脂蛋白血症Ⅰ型、家族性高乳糜微粒血症、Burger-Gruz 综合征等。临床表现以发疹型黄色瘤最为典型，多见于臀部、大腿、手臂、背部和面部，也可侵及口腔黏膜。

主要伴三酰甘油增高的脂蛋白沉积于内脏和皮肤。其他症状包括上腹疼痛,可能是由肝脾包膜紧张、肝脾大和胰腺炎所致。眼底检查提示视网膜呈脂血症表现,血清中三酯甘油、乳糜微粒升高,肝脂蛋白酶缺如或减少,Apo A 低于正常,除此以外还有家族性高三酰甘油血症(familial hypertriglyceride,FHTG)、家族性混合型高脂血症(familial combined hyperlipidemia,FCH)、家族性高乳糜微粒血症、家族性多基因高胆固醇血症等。

39 什么是植物固醇血症

植物固醇血症又称 β- 谷固醇血症,由三磷酸腺苷结合转运体(ABC 转运家族)中 ABCG5/ABCG8 中一个或两个共同发生突变造成的纯合子或复合杂合子表型,以血浆中植物胆固醇水平升高 20～100 倍为最具特征性表现，临床表现为黄色瘤、早发动脉粥样硬化、溶血性贫血和巨血小板减少症。

40 植物固醇血症临床表现有哪些

特征性临床表现可见黄色瘤、早发动脉粥样硬化、溶血性贫血（黄疸、脾大），少数可发生关节炎。

41 植物固醇血症需要做哪些特殊检查

（1）涂片检查：血涂片检查可见异形红细胞，如球形、口形与靶形红细胞；巨大血小板。

（2）气相色谱检测仪检测血浆胆固醇代谢标志物水平（角鲨烯、二氢胆固醇、脱氢胆固醇、7-烯胆烷醇及菜油固醇、谷固醇、豆固醇),植物固醇血症患者一般二氢胆固醇水平、菜油固醇、谷固醇、豆固醇水平升高(图12)。

(3)基因检测:有条件的患者可进行ABCG5/ABCG8基因突变位点的检测以进一步明确诊断。

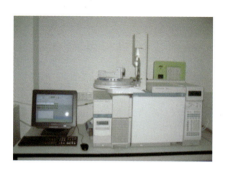

图12　气相色谱检测仪

42　什么是脂质肉芽肿

皮下脂质肉芽肿病又名Rothmann-Makai综合征(图13),是一种罕见的非朗格汉斯组织细胞增生症,主要发生于儿童,具体病因仍不明确。基本损害为结节或斑块，结节通常为0.5～3cm，但大者也可达10～15cm。质较硬，表面皮色呈淡红色或正常皮色。主观感觉缺如，仅有轻压痛。结节数目不等，散在分布于面部、躯干和四肢，其中以发生于大腿伸侧者更为常见。结节持续6个月至1年后逐渐消退，且不留萎缩和凹陷。少数病例的结节可持续数年。无发热等全身症状；有些患脂质肉芽肿的患者也表现出胆固醇增高，与家族性高胆固醇血症极其相似，很难区分，要注意鉴别。

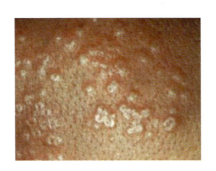

图13 脂质肉芽肿

43 脂质肉芽肿的临床表现有哪些

脂质肉芽肿的临床表现多样,与病变的部位有关。骨痛是最常见的症状,其他症状可有突眼,眼周黄色瘤表现;下丘脑-垂体受累引起的尿崩症是脂质肉芽肿侵犯内分泌系统最常见的临床表现。肾脏受累可出现尿路梗阻甚至肾衰竭;其他组织受累亦表现为该部位相应功能受损的症状(图14)。

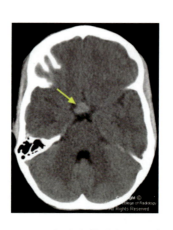

图14 脂质肉芽肿侵犯垂体

44 脂质肉芽肿需要做哪些检查

脂质肉芽肿需要做影像学检查和组织活检。

（1）影像学检查一般首选无创性检查，如超声，可明确被侵犯部位的肿物位置、大小，为下一步手术治疗提供参考（图15）。

（2）组织活检则可以辨明肿物良、恶性，确诊病情。

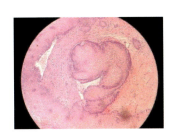

图15 影像学检查

45 脂质肉芽肿应到哪个科室就诊

脂质肉芽肿病是一种罕见的非朗格汉斯组

织细胞增生症，其特征是慢性多器官组织细胞浸润，建议根据侵犯器官到相应科室就诊。

46 脂质肉芽肿如何治疗

本病有自愈倾向，急性发作时纤维蛋白溶解药、氯化奎宁、硫唑嘌呤、环磷酰胺等有一定疗效。在急性炎症期或有高热等情况下，糖皮质激素如泼尼松每天40mg，有自愈倾向和非甾体抗炎药有明显效果。中医药治疗可根据症状、体征采用辨证论治。病情复杂较重者可采用放疗、化疗、手术、免疫治疗及联合治疗，但目前尚无十分有效的治疗方法。

47 什么是皮下脂肪瘤

皮下脂肪瘤（lipoma）是脂肪组织的良性肿瘤（图16）。由成熟的脂肪组织所构成，凡体内有脂肪存在的部位均可发生。脂肪瘤有一层薄的纤维内膜，内有很多纤维索，纵横形成很多间隔，最常见于颈、肩、背、臀和乳房及肢体的皮下组织，面部、头皮、阴囊和阴唇，其次为腹膜后及胃肠壁等处；极少数可出现于原来无脂肪组织的部位。如果肿瘤中纤维组织所占比例较多，则称纤维脂肪瘤。

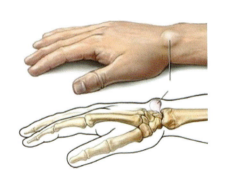

图 16　皮下脂肪瘤

48　皮下脂肪瘤有何临床表现

脂肪瘤可发生在身体的各个部位的脂肪组

织中。其中以皮下脂肪组织最为常见，并且多见于颈部、肩部和躯干等处。脂肪瘤可对称，也可能任意分布；直径从数毫米到数厘米不等，圆形或者卵圆形、较为柔软的、可移动的皮下结节。脂肪瘤生长缓慢，多无症状。但如果侵犯或者压迫神经，则有疼痛感（图17）。

当身体出现数十或者数百个皮下脂肪瘤样小结节，而且家族中有类似的患者时，可能患有家族性脂肪瘤病。如果新生儿出生后即发现多发性脂肪瘤且边界不清晰，并伴有血管瘤和肌肉组织增生、骨肥大等异常时，多诊断为先天性弥漫性脂肪瘤病。此外，脂肪瘤也可能是一些少见的多系统综合征的皮肤表现。

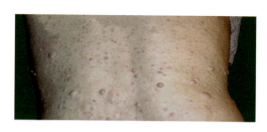

图17　背部皮下脂肪瘤

49 皮下脂肪瘤应该做哪些检查

B 超是最常用的无创检查手段（图 18），此外还可进行 CT 及磁共振检查。组织活检可用来观察病理改变，帮助明确诊断。

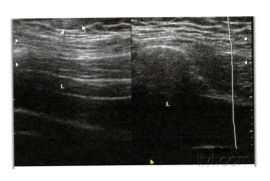

图 18　B 超下显示皮下脂肪瘤为强回声

50 皮下脂肪瘤应到哪个科室就诊

一般来讲，当怀疑自己长了肿瘤时，可到皮肤科或者外科就诊。根据部位、症状、生长速度等因素综合评估，以决定继续观察或者手术切除。

51 皮肤黄色瘤是否需要切除

对于单发的、影响美观的皮肤黄色瘤可以采取手术切除的方法。但黄色瘤往往是脂代谢异常的皮肤表现,其真正的病理生理根源并不在皮肤组织本身。因此单纯的手术切除,一段时间后仍会复发。

52 黄色瘤患者可到哪些科室手术

根据黄色瘤发生的部位、大小,皮肤科、整形科均可进行相关手术治疗。如果低密度脂蛋白水平控制不佳,黄色瘤仍会不断出现。

53 黄色瘤是否会侵犯关节、脑等其他特殊部位

黄色瘤不但可以累及皮肤,还可以累及肌腱和脑组织。如具有常染色体隐性遗传特征的脑腱黄瘤病。该疾病除有明显的腱黄瘤外,还会出现早发动脉粥样硬化症和多种神经系统症状(图19)。

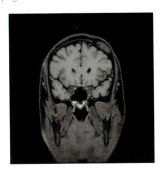

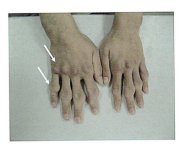 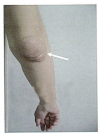

图19 黄色瘤累及部位

54 家族性高胆固醇血症的治疗目标是什么

家族性高胆固醇血症患者是由于体内胆固醇极度升高而导致早发冠心病,这也是患者英年早逝的主要原因。美国全民胆固醇教育计划的成人治疗专家组Ⅲ(ATPⅢ)提出应以降低LDL-c为首要治疗目标。根据"累积LDL-c负担"理论,降低LDL-c,能延缓心脑血管动脉粥样硬化疾病的发病时间,显著降低心脑血管疾病的死亡率和致残率。

55 降脂达标要求是什么

根据欧洲心脏病学会和动脉硬化学会指南最新建议:一般成人要求LDL-c < 2.5mmol/L;如果合并有冠心病或糖尿病,则要求将LDL-c控制在1.8mmol/L以下;儿童由于成长发育的需要,对LDL-c的控制要求是< 3.5mmol/L;但是对于纯合子家族性高胆固醇血症患者,这

一点很难实现。

56 目前有哪些降脂方法

他汀类药物（3-羟基-3-甲基戊二酰辅酶A还原酶抑制剂）目前仍是家族性高胆固醇血症治疗的首选用药。新型胆固醇吸收抑制剂、多效性抗氧化剂、胆酸螯合剂、植物他汀、B族维生素、微粒体三酰甘油转运蛋白抑制剂、胆固醇酯转运蛋白抑制剂、ApoB反义寡核苷酸、PCSK 9抑制剂等，由于家族性高胆固醇血症患者胆固醇水平非常高，所以患者往往最初就建议多药联合使用，目前认为PCSK 9抑制剂是最有前途的新药。

57 降脂药物如何选择服药时间

由于人体胆固醇合成在夜间比较旺盛，他汀类药物是胆固醇合成抑制剂，目前主张在睡前服用效果较好，胆固醇吸收抑制剂，如依折麦布可于一天内任意时间服用。二者联用降胆固醇效果更佳。

58 降脂药物是否需要终身服用

一般情况下，如果患者对他汀类药物可耐受，服用他汀没有出现肌痛及肝酶显著升高（大于3倍正常上限）等副作用，是有必要长期服药的。他汀类药物在心血管疾病二级预防中的地位毋庸置疑，近年来一级预防的证据也在逐渐增加，对于血脂较高，且合并高血压、糖尿病、吸烟等危险因素的患者，除非副作用明显，否则应坚持终身服药。

59 如何选择他汀类降脂药物

市面上他汀类药物品种较多，包括阿托伐他汀、瑞舒伐他汀、普伐他汀、氟伐他汀、洛伐他汀和辛伐他汀等（图20）。各种他汀作用类似，但强度会存在一定差异。对于纯合子型家族性高胆固醇血症患者，建议一开始就使用大剂量他汀，我们人体肝脏合成3-羟基-3-甲基戊二酰辅酶A还原酶在夜间活性最高，生成胆固醇最多，所以一般要求睡前服用，能够最大限度抑制胆固醇的合成，达到最大的降脂效果。但是由于瑞舒伐他汀代谢时间非常长，对服药时间没有特殊要求。

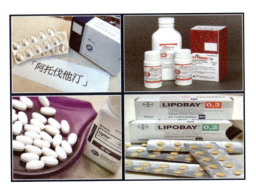

图20　他汀类降脂药物

60 他汀类降脂药物的降脂机制是什么

他汀类降脂药物属于羟甲基戊二酰辅酶A（HMG-CoA）还原酶抑制剂，此类药物通过竞争性抑制内源性胆固醇合成限速酶（HMG-CoA）还原酶，使细胞内胆固醇合成减少，反馈性刺激肝细胞膜表面低密度脂蛋白受体（low density lipoprotein receptor，LDLR）使受体数量和活性增加、使血清胆固醇清除增加、水平降低。

61 依折麦布降脂药物作用机制是什么

依折麦布降脂作用与他汀类药物不同，他汀类药物通过抑制胆固醇合成降脂，依折麦布通过抑制胆固醇吸收发挥降脂作用，依折麦布作用于小肠细胞，抑制饮食和胆汁中胆固醇吸收，从而降低胆固醇自小肠向肝脏的运输。2014年IMPROVE-IT结果公布，使用依折麦布 7 年可以把高风险人群心血管发病率从 34.7% 降至 32.7%,即 6.4% 的相对风险下降,首次显示非他汀药物降低 LDL 也有心血管获益。此外,他汀类药物与依折麦布联用也同样显示出了鼓舞人心的心血管获益。

62 什么情况下考虑联合应用其他降脂药物

杂合子患者低密度脂蛋白(LDL-c)< 2.6mmol/L,如合并心血管疾病时,LDL-c < 1.8mmol/L。纯合患者要求降低 LDL-c 至少 50% 以上;家族性高胆固醇血症儿童需要合理饮食,并从 3~10 岁开始他汀治疗,建议 10 岁以后治疗目标为 LDL-c < 3.5mmol/L,到成人时和成人的目标值一样。如果未达到以上目标值,需要在他汀药物的基础上联合应用其他降脂药物(如依折麦布、PCSK 9 拮抗剂等)。

63 什么是PCSK 9拮抗剂

即前蛋白转化酶枯草溶菌素9(PCSK 9)拮抗剂，通过抑制PCSK 9的表达，使LDLR数量增多，从而发挥降低LDL-c水平的作用。主要有单克隆抗体类、寡义反核苷酸类、干扰小核苷酸类、模拟抗体蛋白药物类及小分子抑制剂类等。

64 各类PCSK 9拮抗剂的作用机制是什么

目前研发的PCSK 9抑制剂品种繁多，各类药物作用机制见表5。

表5　PCSK 9拮抗剂作用机制

	代表药物	作用机制
单克隆抗体类	evolocumab、alirocumab	PCSK 9单克降抗体可与PCSK 9发生特异性结合，减慢LDLR的降解过程从而降低LDL-c水平
寡义反核苷酸类	SPC4061临床前研究阶段）及SPC5001（Ⅰ期临床）	反义寡核苷酸类PCSK 9抑制剂可通过碱基互补结合于PCSK 9靶基因mRNA，从而封闭基因的表达
干扰小核苷酸类	ALN-PCS(Ⅰ期临床)	干扰小RNA (siRNA)导入细胞内，并对PCSK 9基因产生降解作用
模拟抗体蛋白药物类	BMS-962476(Ⅰ期临床)	模拟抗体蛋白药，模拟抗体与靶部位相结合的部分。该类PCSK 9抑制剂可以通过阻断PCSK 9与LDLR结合发挥PCSK 9抑制作用
小分子抑制剂类	（研究刚刚起步）	小分子PCSK 9抑制剂可与PCSK 9蛋白催化部位结合变构进而影响其与LDLR结合发挥PCSK 9抑制作用

65 各类降脂药物的常规用量是什么

目前使用的降脂药物种类繁多，各类降脂药物具体剂量见表6。

表6 降脂药物常规用量

	药物名称	常规剂量
他汀类	辛伐他汀(舒降之、辛可)	10～40 mg，1次/日，睡前口服
	普伐他汀(普拉固、美百乐镇)	10～40 mg，1次/日，睡前口服
	氟伐他汀(来适可)	10～40 mg，1次/日，睡前口服
	阿托伐他汀（立普妥、阿乐）	10～40 mg，每晚顿服
	瑞舒伐他汀(可定)	5～20 mg，1次/晚，口服
	洛伐他汀	10～80 mg，1次/日或每日分2次口服
	血脂康胶囊（每粒含洛伐他汀2.5 mg）	常用剂量为2粒（0.6 g），2次/日
贝特类	非诺贝特	100mg，每日3次口服；或微粒型200mg，1次/日，口服
	苯扎贝特	200mg，每日3次口服，或缓释型400mg，1次/日，口服
	吉非罗齐	300mg，3次/日；或600mg，2次/日；或缓释型900mg，1次/日，口服
烟酸类及其衍生物	阿昔莫司	0.25～0.5g，2～3次/日，饭后服用
胆固醇吸收抑制药	依折麦布	10mg，1次/日。可在每日任意时间服用，食物不影响其疗效
胆汁酸螯合/树脂类	消胆胺	4～8g，1～3次/日
	降胆宁	10～20g，1～2次/日
	普罗布考	0.5g，2次/日，早、晚餐时服用

66 各型家族性高胆固醇血症患者的治疗原则是否不同

家族性高胆固醇血症治疗的原则其实大同小异,首先是生活方式的改善:多运动、多吃蔬菜和水果,参考地中海饮食,戒烟戒酒等。第二点是一旦查明为家族性高胆固醇血症需要立刻服用降脂药物(首选他汀类药物),如果未能达到目标值时,需要联用其他降脂药物。纯合子患者由于 LDL-c 水平极度升高,有些特殊的治疗比如血浆置换术、PCSK 9 拮抗剂、肝移植等也可以考虑。

67 降脂药物治疗是否会影响孩子的生长发育

家族性高胆固醇血症儿童需要合理的饮食调节,一般给予的是小剂量的药物治疗,对孩子的生长发育影响不大,特别是从长远来看,坚持服药能控制和延长将来心血管疾病的发生发展。

68 降脂药物常见不良反应有哪些

常见的降脂药物可能出现的不良反应见表7。

表7 降脂药物常见不良反应

	常见不良反应
他汀类	他汀类药物相关性肌病、肝脏转氨酶升高及消化道反应（腹痛、腹胀、腹泻、消化不良等）
贝特类	胃肠道不适和胆石症等，也可引起肝脏血清酶升高和肌病
烟酸类及其衍生物	瘙痒、颜面潮红、胃肠道不适、糖耐量异常、皮疹、诱发痛风和肝脏毒性等
胆汁酸螯合剂(树脂)类	产气、腹胀、便秘等胃肠道不适，并可影响某些药物地高辛、华法林、甲状腺素、利尿药等的吸收。同时其可能干扰叶酸和其他脂溶性维生素的吸收，因此长期服用者应适当补充维生素A、维生素D、维生素K、钙和叶酸，生长期及怀孕妇女更应注意补充
胆固醇吸收抑制药	头痛和恶心
n-3脂肪酸	消化道症状如恶心、消化不良、腹胀和便秘等
普罗布考	恶心、腹泻、消化不良等；亦可引起嗜酸性粒细胞增多，血浆尿酸浓度增高

69 如何避免降脂药物的不良反应

临床实践中常根据血脂异常的病因及类别，降脂药物的作用机制、不良反应等因素进行降脂药物的选择。有些血脂异常的患者，用一种降脂药不能达到理想的疗效，可能需要联合用药。选择联合用药时应谨慎，尤其要注意不良反应。必要时应小剂量，并密切关注不良反应的症状，定期监测肝功能、CK 等主要指标。

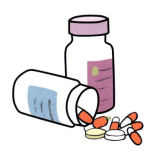

70 如何看待肝脏移植手术

对于药物治疗和血脂净化治疗效果不好或不能耐受的年轻纯合子家族性高胆固醇血症患者可考虑肝移植，尤其是有严重的冠心病早期死亡家族史者。应用能表达正常 LDL 受体的正常肝脏替代自身基因缺陷的肝脏，从而恢复身体对血浆 LDL-c 的清除。肝脏移植手术最佳治疗时间是在心血管事件发生之前，但由于肝移植的短期及长期慢性并发症，目前仍多在心血管疾病发生后再考虑此治疗方法。此外，由于缺少供体、复杂的移植技术和术后的排斥反应等使该治疗方法仍未被临床广泛应用。

71 什么是血脂净化治疗

血脂净化治疗是将血液中 LDL 及其他 ApoB 脂蛋白在体外清除后再回输至体内的一种治疗方法。长期血脂净化治疗能使家族性高胆固醇血症患者血浆胆固醇维持在较低水平，使皮肤、肌腱黄色瘤消退，心血管并发症减轻，延长患者寿命。血脂净化治疗适用于纯合子家族性高胆固醇血症，以及药物治疗无效（LDL 下降 < 50% 或 > 5 mmol/L）或不能耐受他汀类药物，并伴有冠心病的杂合子家族性高胆固醇血症。

72 血脂净化治疗都有哪些方法

血脂净化治疗包括多种方法，早年简单的血浆置换术直接去除血浆中胆固醇而达到治疗目的，其操作方便、安全、疗效肯定，但在去除LDL同时也去除了血浆中的其他成分，特别是具有抗动脉粥样硬化作用的高密度脂蛋白(HDL)，且费用昂贵，目前已很少使用。家族性高胆固醇血症的治疗已发展成为选择性LDL去除，包括免疫吸附、硫酸右旋糖酐纤维素吸附、肝素介导的体外低密度脂蛋白及纤维蛋白原沉淀、全血脂蛋白直接吸附及硫酸右旋糖酐纤维素直接灌注。以上技术平均可以使LDL减少60%以上，LP（a）下降46%～75%。建议纯合子家族性高胆固醇血症儿童应于5～8岁开始血脂净化治疗，纯合子家族性高胆固醇血症每周1次，杂合子家族性高胆固醇血症每2周1次。

73 是否具有患心血管疾病的风险

具有家族性高胆固醇血症的患者长期心血管疾病风险等同于年长他们几十岁的人。一项基于美国 6 个流行病学队列研究中 68565 例样本的分析发现，LDL-c 水平 ≥ 4.9mmol/L（190mg/dl）的男性患者罹患冠心病的风险等同于年长他们 10～20 岁的人。女性更加显著，其罹患冠心病的风险相当于年长 20～30 岁的普通人。在总的动脉粥样硬化性心血管疾病风险方面也显示出相似的结果。

74 家族性高胆固醇血症多大时会有心血管疾病的表现

纯合子家族性高胆固醇血症患者心血管疾病临床表现早且重，严重者几岁或十几岁就可发生症状性心血管疾病，而杂合子患者虽体表特征不明显,但动脉硬化进程比普通高脂血症者显著加快,20～40岁发生症状性冠心病的危险性增加约100倍。

75 如何延缓动脉粥样硬化的发生发展

家族性高胆固醇血症患者均可能有增加动脉粥样硬化性心血管疾病的终身风险。同时还应注意其他危险因素,如吸烟或久坐不动等生活方式。纯合子家族性高胆固醇血症患者,由于其肝脏表面缺乏特异的低密度脂蛋白受体,因而治疗非常困难。饮食治疗和大多数降胆固醇药物对这类患者无效。为了实现低密度脂蛋白胆固醇达标,应尽早接受新型药物治疗。米泊美生是一种载脂蛋白B降低产生的反义寡核苷酸;洛美他派是微粒转移蛋白抑制剂,这两种药物均可用于治疗纯合子家族性高胆固醇血症。相比洛美他派、米泊美生和脂蛋白分离,

PCSK 9 抑制剂的疗效和耐受性更佳。因此对于常规治疗无效的重度家族性高胆固醇血症患者，可考虑 PCSK 9 抑制剂。当药物治疗无法有效控制时，可选择脂蛋白分离。原位肝移植术能够治疗纯合子家族性高胆固醇血症。但是移植的缺点、风险和长期免疫抑制限制了这种方法的可行性，然而肝移植为发展新型疗法提供了理论基础，如肝脏的基因传递或干细胞移植。

杂合子家族性高胆固醇血症患者的治疗包括饮食治疗和药物治疗。这类患者单纯应用胆酸分离剂、烟酸或他汀类药物，可以降低其血清总胆固醇水平。严重的患者应该采用联合用药，如胆酸分离剂和烟酸或胆酸分离剂和他汀类药物。一些研究表明，在饮食治疗的基础上，长期联合应用 2～3 种降脂药物，可以抑制动脉粥样硬化的发展或使粥样硬化斑块出现部分消退。如果患者不能耐受药物治疗，小肠旁路手术有助于降低血清胆固醇水平。

76 罹患冠心病后是否该选择介入（搭桥）治疗

家族性高胆固醇血症患者心血管事件均可在幼年发生，如得不到有效治疗，这些患者很难活到 30 岁。纯合子家族性高胆固醇血症患者心血管疾病的临床表现早且严重，严重者十几岁就可发生心血管意外。而杂合子患者虽然体表特征不明显，但由于患者出生时即有 LDL 受体功能障碍，所以动脉硬化进程比普通高脂血症者快。杂合子患者在 20～40 岁发生冠心病的危险性增加大约 100 倍。多数家族性高胆固醇血症杂合子患者只有当中年出现了严重动脉硬化并发症或通过其"纯合子"亲属才能被鉴别出来，失去早期治疗机会。60 岁前未经治疗的家族性高胆固醇血症男、女患者约 60%、30% 死于心肌梗死，甚至比例更高。因此，家族性高胆固醇血症患者罹患冠心病后，如病变特点和病情适合，应积极选择介入（搭桥）治疗，以减少心血管事件和死亡。

77 杂合子家族性高胆固醇血症患者预期寿命如何

23%的男性患者在50岁以前死于冠心病，50%以上的男性患者在60岁时已有明显的冠心病症状。女性杂合子家族性高胆固醇血症患者虽也易患冠心病，但发生冠心病的年龄较男性患者晚10年左右。

78 纯合子家族性高胆固醇血症患者预期寿命如何

纯合子家族性高胆固醇血症患者常较早发生动脉粥样硬化，多在10余岁时就出现冠心病的临床症状和体征，如得不到有效的治疗，这些患者很难活到30岁。

79 积极治疗是否可以延长寿命

研究发现,只要 LDL-c 浓度降低,就会降低心血管事件的风险。因此,明确患者的高风险特征,最大化使用标准治疗,并按照治疗步骤治疗,可以延长寿命。

80 纯合子患者下一代患病的概率如何

(1) 父亲和母亲一个为纯合子,一个为正常时,下一代纯合子患病率为 0,杂合子患病率为 100%。

(2) 父亲和母亲一个为纯合子,一个为杂合子时,下一代纯合子患病率为 50%,杂合子患病率为 50%。

(3) 父亲和母亲都为纯合子,下一代纯合子患病率为 100%。

81 杂合子患者下一代患病的概率如何

（1）父亲和母亲一个杂合子，一个正常，下一代纯合子患病率为0，杂合子患病率为50%，正常孩子50%。

（2）父亲和母亲两个都是杂合子，下一代纯合子患病率为25%，杂合子患病率为50%，正常孩子25%。

（3）父亲和母亲一个杂合子，另一个纯合子，下一代纯合子患病率为50%，杂合子患病率为50%。

82 后代是否能正常生长发育

一般来说杂合子患者通过正常服药就能和正常人一样发育；但是纯合子患者如果治疗不及时，可能会影响正常生长发育，包括早发的主动脉瓣狭窄、身材偏矮等表现。

83 如何生出健康的孩子

家族性高胆固醇血症患者的父母如果需要生育，建议到正规三甲医院的遗传门诊咨询（如北京安贞医院等），现有技术需要在胎儿期取绒毛进行 DNA 测序，并和父母的突变位点进行验证，如果未发现父母的突变位点，一般认为是正常的孩子。

84 什么是羊膜穿刺术

羊膜穿刺术是一种在超声波观察下以长针经腹部刺入子宫，用注射器从子宫中抽出羊水检查，有助于胎儿遗传病的检测。被检查者排空膀胱后取仰卧位，腹部消毒以穿刺点为中心向外延伸，半径不小于 10cm。铺无菌洞巾。穿刺点以 0.5% 利多卡因局部浸润麻醉。持 7

号无菌腰穿针垂直刺入。经腹壁和子宫壁刺入羊膜腔，用注射器抽取羊水约 20ml，立即送检。也可联系北京倍康医学检验所进行产前基因诊断。

85 什么是绒毛吸取术

妊娠早期绒毛吸取术 (early chorionic villi sampling,CVS) 是手术采取胚胎绒毛（图 21）进行产前诊断的技术。20 世纪 80 年代，妊娠早期绒毛吸取术在国外开始作为一种早期产前诊断手段应用于临床，并作为妊娠中期羊水检查的替代和补充。妊娠早期绒毛吸取术与羊水检查相比，最大的优势是可以较早发现胎儿的异常。尽早发现胎儿异常并尽早终止妊娠对保证妇女的健康非常重要。

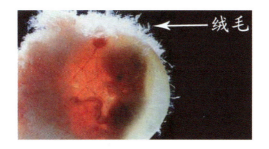

图 21　胚胎绒毛

86　什么是脐带穿刺术

脐带穿刺术（图 22）为产前诊断性手术。利用产前诊断技术可以预防遗传病患儿的出生，同时也是减少遗传病的主要途径。经腹脐静脉穿刺术是宫内采集纯胎血的技术，较胎儿镜等其他宫内采血法有明显的优越性，对产前诊断、优生学及胎儿学研究，具有十分重要的意义。

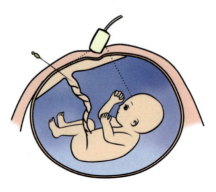

图 22　脐带穿刺术

87 妊娠期进行产前基因诊断的最佳时期是什么

妊娠时间（以末次月经第一天开始计算）小于 12 周、大于 20 周的妇女均不适宜进行产前基因诊断。换言之妊娠时间大于 12 周小于 20 周是孕妇进行产前诊断的最佳时期。

88 饮食治疗的原则是什么

（1）忌食高胆固醇食物，如动物内脏等。

（2）少吃动物脂肪，增加植物油。

（3）除非合并肥胖，否则总热量、糖类及蛋白质的摄入量可不必限制。

（4）高纤维素食品，增加胆固醇的排泄。

（5）多吃降胆固醇食物，如洋葱、大蒜、香菇、木耳及豆制品。

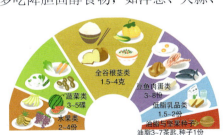

89 患者应如何正确饮食

（1）避免吃辛辣刺激性的食物，避免吸烟、喝酒。

（2）少食动物脂肪、不食动物内脏等。

（3）少吃甜食，吃低热量、低脂肪、低胆固醇食物，少吃动物性蛋白。

（4）平时需注意劳逸结合，保持充足睡眠，参加力所能及的工作、体力劳动和体育锻炼。

（5）选择合适的药物来控制好血脂的情况。

90 是否需要控制肉类、鸡蛋等的摄入

（1）减少饱和脂肪酸的摄入：少吃动物脂肪，尤其注意隐蔽的动物脂肪如香肠、排骨内的脂肪。每天每人烹调用油＜25g。

（2）控制胆固醇的摄入：每天胆固醇的摄入量应＜200mg。应不吃动物内脏，减少含脂肪高的肉类食物摄入，蛋黄摄入每周不超过两个，建议用脱脂奶代替全脂奶。

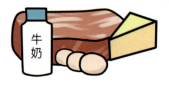

91 如何平衡控制饮食与儿童所需营养之间的关系

杂合子家族性高胆固醇血症在儿童一般可以通过少摄入动物性脂肪、蛋黄等食物,以及增加运动量等措施来控制,一般都可以达到比较好的效果,也有少数年长儿童需要药物治疗。建议定期(每3~6个月)监测血脂。研究证实,美国心脏病协会和美国国家胆固醇教育计划专家委员会推荐的饮食控制方案可有效降低血清总胆固醇和低密度脂蛋白胆固醇水平。只要提供足够的热量和营养素,适当的低胆固醇饮食不会影响儿童的生长发育(图23)。

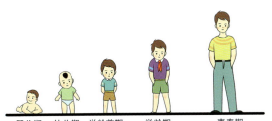

图23 儿童生长发育阶段图

92 目前国际上是否有病友组织

家族性高胆固醇血症基金会（Familial Hypercholesterolemia FH Foundation）就是病友组织。该组织每年组织全球专家进行研讨，并将每年9月24日定为"家族性高胆固醇血症警示日"。

93 目前国内有哪些医患交流平台

中国家族性高胆固醇血症关爱中心网站（FH关爱中心）是目前国内主要医患交流平台，其挂靠在中国罕见病官网，与中国罕见病发展中心的陈新等工作人员合作建立，前期由双方共同维持运营，逐渐推广到全国，待其规模与框架稳定后，将转交专人全职负责。该网站主要用于：

（1）发布家族性高胆固醇血症科普知识与权威的家族性高胆固醇血症相关指南。

（2）搜集国外的家族性高胆固醇血症网站，将国外先进的治疗策略与管理策略引入我国。

（3）家族性高胆固醇血症患者注册登记，特别关注纯合子患者，与患者建立联系。

（4）家族性高胆固醇血症医生联盟的平台，便于医生的加入与交流。

94 患者直系亲属是否需要定期复查

由于家族性高胆固醇血症是遗传性疾病，因此患者的父母、子女和兄弟姐妹都应进行定期复查。

95 是否需要定期复查

由于家族性高胆固醇血症动脉粥样硬化病变进展较快，因此建议每1~3个月至1年为佳。

96 复查需检查什么项目

（1）3个月复查血脂，肝、肾功能、肌酸激酶。

（2）6个月至1年复查心脏血管超声。

97 是否可以正常工作

可以正常工作。在合理控制饮食，适当进行锻炼，并且在医生指导合理用药的基础上，高胆固醇血症患者可以进行正常的工作。

98 是否可做剧烈运动（如跑步、打球等）

建议不要做剧烈运动。应每周进行 3～5 次中等强度的体力活动，每次 30～45 分钟。适宜的运动有快走或慢跑、游泳、爬山、乒乓球、羽毛球、太极拳、骑自行车等。运动的强度以心率不超过（170 - 年龄）次/分为宜，并且最好不要在清晨进行锻炼。

99 如何调整健康的生活作息

安排好工作或者学习的时间,保证每天 8 小时的睡眠时间,午休半小时。按时安排三餐就餐时间。预留好每天 30 分钟以上的运动锻炼时间。

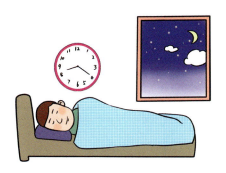

100 如何保持积极乐观的心态

接受自己的成功与失败、喜悦与悲伤、优点与缺点,内心平和,控制自己的情绪,从内心世界战胜外在世界,战胜自己的缺点,喜欢自己,每天进步一点点。遇到烦恼就解决,不怨天尤人,可以发展多方面兴趣爱好,适当地转移注意力。

参考文献

陈盼盼，江龙，王伟等. 2017. 重症家族性高胆固醇血症患者的诊断及临床管理. 中华心血管病杂志. 45(3):247-249.

江龙，王绿娅. 2016. 美国心脏病协会《家族性高胆固醇血症议程》科学声明解读. 中华心血管病杂志. 44(8):726，727.

王绿娅，胡大一. 2016. 家族性高胆固醇血症：建立全球统一战线迫在眉睫. 中华心血管病杂志, 44(1):5，6.

江龙，王春梅，杨士伟等. 2014. 国际家族性高胆固醇血症基金会患者管理的整合指南解读. 中华心血管病杂志，42(11):969，970.

叶平，陈红，王绿娅. 2013. 血脂异常诊断和治疗. 北京：人民军医出版社.